Docteur ANGE CARRUS

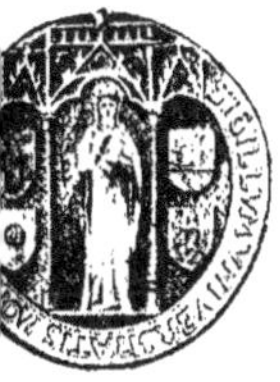

Contribution à l'Etude du Sarcome primitif de l'Intestin grêle

MONTPELLIER
GUSTAVE FIRMIN ET MONTANE

CONTRIBUTION A L'ÉTUDE

DU

SARCOME PRIMITIF

DE L'INTESTIN GRÊLE

PAR

M. CARRUS

DOCTEUR EN MÉDECINE

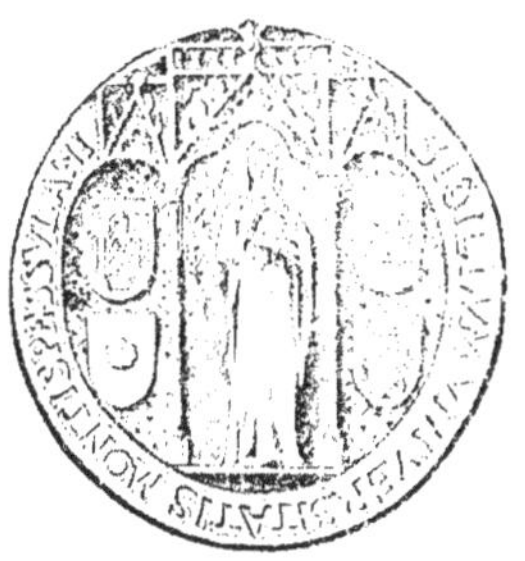

MONTPELLIER

IMPRIMERIE GUSTAVE FIRMIN ET MONTANE

Ancien Hôtel de la Faculté des Sciences

—

1899

A LA MÉMOIRE CHÉRIE

DE MON PÈRE ET DE MA MÈRE

A MON FRÈRE ET A MA SOEUR

A MES PARENTS ET AMIS

CARRUS.

A M. LE DOCTEUR BRAUT

PROFESSEUR A L'ÉCOLE D'ALGER

A MON PRÉSIDENT DE THÈSE

M. LE PROFESSEUR FORGUE

PROFESSEUR DE CLINIQUE CHIRURGICALE
A LA FACULTÉ DE MÉDECINE DE MONTPELLIER

CARRUS.

A MES PROFESSEURS

CARRUS.

INTRODUCTION

En choisissant, pour sujet de notre thèse inaugurale, le sarcome primitif de l'intestin grêle, nous avons voulu simplement faire un résumé de toutes les notions acquises jusqu'à ce jour sur cet intéressant sujet.

Par l'étude des diverses observations publiées, et grâce surtout aux conseils qu'a bien voulu nous donner notre Maître, M. le professeur Braut, nous avons essayé de donner une analyse des divers symptômes et des lésions anatomiques qui se rencontraient le plus fréquemment ; nous avons surtout insisté sur la difficulté du diagnostic, et, en parlant des complications, nous avons essayé de combattre l'opinion un peu trop pessimiste de Madelung. Pour cet auteur, les généralisations viscérales étaient constantes, et il excluait toute intervention chirurgicale. Nous avons cité quelques observations dans lesquelles ces métastases viscérales n'avaient pas été notées, et, contrairement à l'auteur allemand, nous croyons qu'un diagnostic rapide pourrait donner, grâce à la chirurgie, des résultats assez satisfaisants.

Mais avant d'entrer dans le corps de notre sujet, qu'il nous soit permis d'exprimer toute notre gratitude et d'adresser nos plus sincères remerciements aux Maîtres qui nous ont guidé dans nos études médicales et ont su nous faire profiter de leurs bons conseils et de leur enseignement supérieur.

MM. les professeurs Moreau et Cochez nous ont initié aux premières règles de l'auscultation et du diagnostic. Qu'ils veuillent bien recevoir nos sincères remerciements.

C'est à M. le professeur Brüch que nous devons de connaître les premières notions si difficiles de l'ophtalmoscopie. Nous lui adressons nos sentiments de vive gratitude.

Nous tenons aussi à rendre hommage à la mémoire regrettée de notre vénéré Maître, M. le professeur Gros.

Que M. le professeur Braut reçoive, avec nos vifs remerciements, l'assurance de notre profonde gratitude. C'est à lui que nous devons l'inspiration de notre thèse. Sans compter, il nous a prodigué ses conseils, et il fut pour nous plus qu'un Maître. Nous lui en sommes tout particulièrement reconnaissant.

M. le professeur Forgue nous a fait le grand honneur d'accepter la présidence de notre thèse ; nous le prions de bien vouloir accepter nos respectueux remerciements.

CONTRIBUTION A L'ÉTUDE

DU

SARCOME PRIMITIF

DE L'INTESTIN GRÊLE

HISTORIQUE

D'une façon générale le cancer de l'intestin grêle est une rareté pathologique, et celle ci peut être mise en regard de la grande fréquence du cancer du gros intestin. Les thèses de Fleur, Journet, d'Hausmann, de Barque en font foi. C'est ainsi que sur 280 cas de cancer recueillis par Hausmann, 28 fois seulement le néoplasme siégeait sur l'intestin grêle. D'après Leichtenstern, le cancer siège 96 fois pour cent sur le gros intestin, et Trèves, sur 43 cas, en trouve 10 seulement pour l'intestin grêle.

Les diverses parties du petit intestin ne sont pas prises avec la même fréquence. C'est ainsi que l'iléon vient en tête, avec 43 cas, puis viennent le jéjunum avec 4 cas et le duodénum avec 3. Pourtant Whitties, en 1889, a rapporté 13 cas de cancer primitif duodénal ; de même, Rohler, dans sa statistique, affirme que les 3/4 des tumeurs de l'intestin grêle siègent au duodénum.

Quant à la variété histologique la plus fréquemment trouvée, c'est l'épithélioma ; ce fait n'est pas étonnant, si l'on songe que la plus grande partie de l'intestin est tapissée d'épithélioma cylindrique. Viennent ensuite le lymphadénome, le carcinome, le sarcome.

C'est cette dernière variété anatomique que nous allons essayer d'étudier. Son histoire est loin d'être aussi complète que celle des autres tumeurs. On n'en trouve aucune mention chez les anciens auteurs. En France, 3 ou 4 observations à peine ont été prises, et c'est surtout en Allemagne que des travaux sur ce sujet ont été publiés. La première relation nous vient d'un médecin de Berlin ; c'est celle de Wallemberg, et elle est relative à un sarcome de l'iléon. Puis Mafucci en 1879, Molson en 1881, Pick en 1884, Haas en 1886, Stern en 1894, rapportent quelques observations. Mais les principaux travaux sont ceux de Balzer et de Madelung en 1892, et la thèse inaugurale de Strasbürger en 1894, à Bonn. Pour Madelung, qui en a réuni 14 cas, les sarcomes primitifs de l'intestin grêle sont des sarcomes à cellules rondes, rarement fuso-cellulaires ; ils naissent presque toujours dans la sous-muqueuse, mais envahissent rapidement la musculeuse et la muqueuse. L'auteur allemand pense qu'en raison de la rapidité avec laquelle se produisent les métastases viscérales, la résection du segment de l'intestin atteint par la tumeur n'a aucune chance de donner la guérison. Nous tâcherons, dans la suite, de discuter cette opinion un peu trop pessimiste ; nous montrerons que dans l'observation publiée par notre vénéré Maître, M. le professeur Braut, pas plus que dans celle de Mermet, il n'y avait de généralisation, et qu'un diagnostic rapide eût pu donner quelques chances de guérison ou, tout au moins, un répit de quelque temps à l'abri de toute récidive.

Nous avons dit qu'en France, les observations de sarcome primitif de l'intestin grêle étaient très peu nombreuses. On ne trouve guère, en effet, dans la littérature médicale française, que trois observations : celle de Pépin, publiée dans le *Journal de médecine de Bordeaux*, en 1891, relative à un sarcome encéphaloïde de l'intestin grêle et du mésentère, chez une enfant de 5 ans.

En 1895, M. Braut, médecin-major et professeur à l'Ecole de médecine d'Alger, publie, dans les *Archives générales de médecine*, le cas d'un tirailleur indigène atteint de sarcome intestinal. La troisième publication est faite en 1896, dans le *Bulletin de la Société anatomique*, par Mermet, ancien interne des Hôpitaux de Paris. Elle concerne une femme de 32 ans, qui à la suite de traumatisme sur l'abdomen, fut prise de diarrhée, perte de forces et d'appétit et présenta, au bout de 8 ans, une tumeur sarcomateuse au niveau de l'ombilic.

A ces trois observations, nous ajouterons quelques mots sur un cas, non encore publié et rencontré par M. Rouger, médecin-major, attaché au laboratoire de bactériologie du Dey, à Alger. Il s'agit d'un tirailleur indigène chez qui on trouva, à l'autopsie, un sarcome intestinal.

Les deux observations de MM. Braut et Rouger, prises à un court intervalle l'une de l'autre, tendraient à montrer que le sarcome de l'intestin grêle est plus fréquent chez nos arabes et nos kabyles que chez l'Européen. Nous verrons, en parlant de l'étiologie, à quelle cause semble devoir tenir cette fréquence du sarcome chez l'indigène.

Le dernier travail paru sur le sarcome intestinal est celui de Smoler (*Prager Medical Woch.*, 7 avril 1898). Cet auteur a réuni tous les cas trouvés aux autopsies, pendant ces quinze derniers années, à l'Institut anatomo-pathologique de Prague. D'après cette statistique (13 cas) le sarcome intestinal est une lésion rare, qu'on ne trouverait qu'une fois sur mille autopsies.

ETIOLOGIE ET PATHOGÉNIE

Pas plus pour le cancer que pour le sarcome de l'intestin ou des autres viscères, il n'est possible d'en affirmer les causes efficientes.

Bien des recherches ont été faites sur cette partie encore si obscure de la sarcomatose en général, mais les causes devant être les mêmes pour le sarcome intestinal, nous dirons un mot de ces recherches.

Deux théories sont en présence : la théorie de Conheim et la théorie microbienne. Les mêmes arguments ont été, de part et d'autre, mis en avant ; les mêmes expériences ont été entreprises. Qu'il me suffise de rappeler les tentatives de greffage et d'inoculation de tous ceux qui se sont occupés de cette question.

Des essais de culture, restés sans résultat, entre les mains de Ballance et Shattok, auraient réussi au laboratoire de Franck. Ce dernier aurait même découvert le micro-organisme du sarcome. Il en donne les dimensions (3 μ. de long) et prétend que les milieux acides lui sont favorables. D'autres recherches analogues sont demeurées stériles. Dans une communication faite à la Société de chirurgie (séance du 21 novembre 1894), M. Moty affirme que c'est dans le sang qu'il faut rechercher l'agent pathogène du sarcome. Il prétend avoir trouvé à un fort objectif sans coloration, un microcoque souvent associé au diplocoque, et quelquefois encapsulé. Le bouillon de culture semé sur gélose donnerait une bande étroite, blanc perlé, finement festonnée, avec quelques colonies très petites sur les côtés des lignes de semis. Mais pas plus Franck que Moty ne nous ont donné la preuve absolue de l'existence d'un microcoque quelconque. Toutes leurs recherches sont demeurées stériles, et jamais les inoculations n'ont pu reproduire le sarcome chez les animaux mis en observation.

Si nous passons à l'étiologie banale, nous devons envisager successivement les causes générales et les causes locales. Parmi les causes générales, nous citerons l'âge, le sexe, l'hérédité. Passons en revue chacune de ces causes.

Age. — D'après les observations que nous avons pu recueillir, nous pouvons dire que le sarcome de l'intestin grêle peut survenir à tout moment de la vie.

Pourtant, sa fréquence ne croît pas indéfiniment avec l'âge, comme pour l'épithélioma ; d'après Madelung, elle atteint son maximum vers 30 ans, pour s'éteindre à partir de 60. Les deux observations de MM. Braut et Rouger ont trait à deux adultes de 25 à 30 ans. La malade de Mermet avait 32 ans, et, d'après Balzer, le sarcome intestinal évolue, dans les 57 0/0 des cas, de 30 à 40 ans. Il peut pourtant survenir chez l'enfant, témoin l'observation de Pépin, qui a trait à un sarcome encéphaloïde de l'intestin grêle et du mésentère chez une fillette de 5 ans.

Sexe. — Schwartz a noté une prédisposition notable du sexe masculin, et sur les 13 cas de la statistique de Prague, le sexe masculin compte pour 10 cas. Quoique nos observations soient trop peu nombreuses pour pouvoir nous permettre d'en tirer une conclusion, nous pensons néanmoins que le sexe ne doit avoir aucune influence, et que si des cas plus nombreux ont été relevés chez l'homme, c'est que, peut-être, il est plus exposé aux traumatismes. Or, nous verrons tout à l'heure, que, d'après Fürbringer, le traumatisme est, sinon une cause prédisposante, tout au moins, un coup de fouet donné à l'évolution du sarcome.

Hérédité. — Nous manquons de documents pour discuter l'influence de l'hérédité sur le développement de la néoplasie sarcomateuse intestinale. Nos observations sont muettes sur ce point. Pas plus chez les malades de Braut et Rouger, que chez ceux de Pépin et Mermet, les antécédents héréditaires n'ont été mentionnés. Cela peut tenir à deux causes : ou bien l'on n'a rien trouvé dans les antécédents, c'est le cas de nos deux tirailleurs; ou bien on a négligé de les rechercher. Peut-être, comme dans le carcinome, l'hérédité doit-elle jouer quelque rôle; mais, nous le répétons, ce point n'est pas encore élucidé.

Causes locales. Traumatisme. — Passons aux causes locales ; nous pouvons les diviser en deux catégories : les altérations de causes externes et les altérations de causes internes.

Dans la première catégorie, se placent les traumatismes ; ils paraissent avoir une certaine action sur le développement du néoplasme.

L'observation de Mermet concerne une femme de 32 ans, chez laquelle se développe un sarcome intestinal à la suite d'une chute de voiture. Celle de Pépin a trait à une fillette de 5 ans, ayant un sarcome encéphaloïde de l'intestin grêle et du mésentère à la suite d'un coup de pied sur l'abdomen. Pour Fürbringer (séance du 10 juillet 1897 à la Société de Biologie de Vienne), « personne n'est en mesure de prouver qu'un traumatisme puisse procurer un sarcome de l'intestin. Tout au plus, dit-il, peut-on admettre que les traumatismes sont, dans certains cas, susceptibles d'activer le développement de ces néoplasmes. » On a invoqué, en faveur du traumatisme, le cancer des lèvres, chez les fumeurs, et celui du scrotum, chez les ramoneurs ; mais il n'y a, entre ces faits, aucune assimilation possible. On ne peut comparer les effets d'une irritation répétée des milliers de fois à ceux d'un traumatisme unique.

Le traumatisme ne jouerait donc qu'un rôle secondaire, et, pour Krœnig, il ne peut être la cause d'un cancer, qu'à la condition de rencontrer un terrain prédisposé.

Parmi les altérations d'ordre interne, nous citerons la constipation et la diarrhée habituelles.

Alimentation. — On a aussi invoqué l'influence de l'alimentation et de la race. Cette influence est bien évidente en Algérie, chez l'indigène, d'une sobriété, en général, assez grande, et chez qui l'alimentation carnée est très restreinte. Or, on connaît la fâcheuse prédisposition des arabes et des kabyles pour le sarcome, alors que le carcinome est relativement chez eux assez rare. Cette rareté corrobore bien les recherches que Reclus a entreprises, il y a quelques années, avec Verneuil, et qui tendraient à montrer que la fréquence du cancer augmente avec l'alimentation de la viande.

D'après le docteur Legrain, de Bougie, un rapprochement s'impose entre la fréquence de la leucémie sous toutes ses formes et la fréquence du sarcome, chez l'indigène algérien. « Il existe, dit-il, entre le lymphadénome, le lymphosarcome et le sarcome une série ininterrompue présentant un grand nombre d'analogies et allant insensiblement de la tuméfaction simple à la production des tumeurs lymphosarcomateuses. »

En nous résumant, nous dirons que l'étiologie du sarcome intestinal est toujours entourée d'obscurités et que tous les travaux entrepris pour élucider cette question, si palpitante d'intérêt, au point de vue de la prophylaxie, sont demeurés à peu près inutiles.

SYMPTOMATOLOGIE

L'étude clinique de la sarcomatose intestinale présente de grandes difficultés, et cela, pour plusieurs raisons. D'abord, les observations sont encore peu nombreuses ; ensuite, les signes sont banals ; aucun d'eux n'offre de physionomie particulière de valeur pathognomonique ; leur ensemble même constitue un tableau à lignes incertaines, à contours peu accusés. L'évolution clinique est tout aussi irrégulière : la marche rapide ou lente, fébrile ou apyrétique, continue, comme chez le malade de M. Braut, ou entrecoupée de rémissions plus ou moins longues, comme dans l'observation de Mermet.

On comprend, dans ces conditions, combien obscur sera le diagnostic, surtout dans les premières semaines de l'affection, où la tumeur abdominale n'a pas encore apparu. Néanmoins, l'analyse attentive des principaux signes, la connaissance de quelques détails précis dans leur mode d'évolution, permettront quelquefois d'établir le diagnostic, autrement que par l'examen sur la table d'amphithéâtre.

Voici, d'ordinaire, comment les choses se passent : Un homme est pris, le plus souvent, sans cause appréciable ou à la suite d'un traumatisme sur l'abdomen et au milieu d'une santé parfaite, de diarrhée avec ou sans coliques. La diarrhée séreuse, liquide, persiste plusieurs jours sans interruption, puis cesse quelque temps, pour recommencer ; on constate souvent une légère teinte subictérique. Ces symptômes s'arrêtent sous l'influence d'une médication appropriée, mais un nouveau flux diarrhéique survient avec les même signes qu'au début. Ces crises se renouvelant plusieurs fois, le malade perd ses forces, l'appétit disparaît et il maigrit sans aucune cause apparente. Les douleurs se localisent dans la région ombilicale. Le médecin, consulté, porte alors le diagnostic de tuberculose intestinale, car les troubles digestifs : anorexie, vomissements, diarrhée, dominent la scène. Dans la suite, on constate un ballonnement du ventre, un empâtement diffus de la région, sans pouvoir encore affirmer la présence d'une tumeur ; celle-ci ne se montrera que plus tard. La perte des forces augmente, l'anorexie devient à peu près complète ; les mêmes débâcles, les mêmes crises diarrhéiques se reproduisent ; les digestions s'accompagnent de nausées, de vomissements alimentaires et bilieux.

Du côté des autres appareils, aucun symptôme : le foie est normal, la rate est saine ; rien aux poumons ni au cœur.

La tumeur apparaît après un temps variable (5 ou 6 mois, Braut) (8 ans après le début des accidents, Mermet). A l'inspection du ventre, on note un ballonnement intermittent ; la percussion fait découvrir une zone de submatité à contours mal limités, siégeant le plus souvent à la région ombilicale.

La présence de la tumeur, la cachexie progressive font alors penser à un néoplasme. Telle est à peu près la marche de cette maladie, qui continue ainsi jusqu'à la mort.

Nous allons étudier maintenant chaque symptôme en particulier, et nous commencerons par les signes gastro-intestinaux, qui ne manquent presque jamais.

La diarrhée est le symptôme à la fois le plus constant et le plus précoce. Elle présente un caractère remarquable d'intermittence. Après avoir duré quelques jours ou quelques semaines, elle s'arrête, pour se montrer de nouveau, et ainsi de suite, quelquefois pendant plus d'un an. Aucun moyen thérapeutique n'a d'effet absolu sur elle ; à peine peut-il en diminuer l'intensité. Cette intermittence cesse dans les dernières périodes de la maladie. La diarrhée s'établit alors d'une façon constante, mais sous forme de débâcles ; il n'y a plus que des selles liquides, mais assez éloignées les unes des autres. Cette interruption de l'intermittence la distingue de la diarrhée tuberculeuse qui, elle, est constante.

Pourquoi ces intermittences et ces longs stades d'arrêt, alors que la lésion intestinale progresse certainement d'une façon continue ?

Nous savons que pareil phénomène s'observe, bien souvent, dans les lésions organiques du tube digestif. Ainsi, les malades porteurs d'un cancer de l'estomac n'ont-ils pas fréquemment des intervalles de repos, pendant lesquels les vomissements s'arrêtent, alors que le néoplasme qui les a provoqués n'en continue pas moins son évolution ? De même, dans le cancer du rectum, ne voyons-nous pas, quelquefois, les hémorragies intestinales cesser et donner un peu de répit au patient, répit trompeur qui lui fait croire à une amélioration, quand son mal ne fait que progresser ? L'anatomie pathologique du sarcome intestinal peut nous donner l'explication de ces intermittences. L'intestin, en effet, au lieu de subir un rétrécissement de son calibre, se distend par atrophie de ses fibres musculaires. Il se forme des poches ampullaires à la façon des poches anévrysmales, qui, n'ayant plus la force de se contracter, se vident de temps en temps, simplement, sans effort, sous le poids des matières fécales accumulées.

La diarrhée est rarement indolente ; elle s'accompagne, le plus souvent, de coliques, qui surviennent aussi par crises et provoquent des douleurs qui s'irradient à toute la paroi abdominale. On n'observe jamais de melæna, comme dans le cancer.

Un signe moins important, c'est le vomissement ; il se montre avec beaucoup moins de constance que l'hypersécrétion intestinale. Quelquefois, cependant, les vomissements constituent une manifestation précoce et coïncident avec la diarrhée ; ils peuvent persister pendant tout le cours de l'affection, mais cela est rare ; généralement, ils surviennent par crises et se reproduisent à intervalles variables. Ils s'arrêtent plus facilement que la diarrhée sous l'influence des moyens thérapeutiques. Les matières rejetées peuvent être alimentaires ou bilieuses et verdâtres, mais elles ne renferment jamais de sang.

Les digestions, quoique ne se faisant pas d'une façon très régulière, provoquent peu de malaises ; quelques malades se plaignent, cependant, de pesanteur après les repas, de renvois acides ou brûlants, de pyrosis ; en même temps, le ventre se ballonne, la langue est sale, recouverte d'un enduit épais. L'anorexie est rapide ; dès les premières semaines, elle s'installe d'une façon continue et progressive jusqu'à la cachexie terminale.

Ainsi, diarrhée intermittente ou continue, avec ou sans coliques, vomissements fréquents, anorexie rapide et progressive, quelquefois légère, teinte subictérique : tel est le bilan des phénomènes gastro-intestinaux.

La palpation du ventre va nous déceler la présence d'une tumeur. Celle-ci peut être unique ou double (Braut, Mermet) et même triple (Pépin) ; les petites sont alors réunies par des brides à la tumeur principale. Celle-ci est superficielle ou, au contraire, profondément située ; sa consistance est molle, et plutôt assez ferme ; le plus souvent, elle est irrégulière, bosselée et comme marronnée ; elle est mobile ou, au contraire, fixée par des adhérences. Son volume peut atteindre celui d'une tête de fœtus à terme. La pression de la tumeur est assez douloureuse.

En palpant profondément l'abdomen, ce qui, d'ailleurs, est

rendu facile par l'amaigrissement extrême des sujets, on sentira les ganglions mésentériques plus ou moins volumineux. Chez quelques malades, il suffit même d'appliquer les mains sur la paroi abdominale pour sentir des masses mésentériques volumineuses, marronnées et mobiles.

L'ascite survient quelquefois à la fin de l'évolution néoplasique, en même temps que l'œdème des membres inférieurs. Toutefois, le liquide ne se produit que lentement et n'atteint jamais un volume considérable ; il peut être libre dans la cavité abdominale ou circonscrit par des adhérences.

Symptômes généraux. — A côté des grands symptômes que nous venons de décrire, il nous faut citer un certain nombre de symptômes généraux qui forment le cortège habituel de toutes les maladies cachectiques.

L'amaigrissement dont nous avons parlé si souvent est un des plus constants et des plus précoces de ces symptômes. Les sujets maigrissent et s'affaiblissent avant qu'il y ait des troubles digestifs marqués, avant que le néoplasme devienne appréciable, soit pour le malade, soit même pour le clinicien. Rien ne peut expliquer cette déchéance subite, et le sujet est obligé de renoncer à tout travail manuel ; ainsi, le malade de M. Braut, tirailleur indigène, rompu à la fatigue, est bien vite obligé d'abandonner son service pour rentrer à l'hôpital. La marche est rapidement difficile ; les palpitations, l'essoufflement sont précoces.

La fièvre est rare ; elle est peu élevée quand elle existe. La mort arrive par suite de déchéance progressive des forces et par généralisation du néoplasme dans les autres viscères. Dans aucune observation, on ne constate de terminaison brusque. C'est la période de cachexie et de marasme, qui est commune à la fin de l'évolution de toute tumeur maligne.

ANATOMIE PATHOLOGIQUE

Nous n'avons pas la prétention de vouloir ajouter un chapitre nouveau à l'histoire anatomo-pathologique du sarcome primitif de l'intestin grêle. Nous nous bornerons à décrire les diverses lésions qui nous ont paru les plus saillantes et les plus constantes dans les observations que nous avons pu recueillir. Dans cette étude, nous décrirons d'abord les lésions intestinales ; nous dirons ensuite un mot des lésions de voisinage.

Siège. — Le sarcome de l'intestin grêle n'occupe pas indifféremment les diverses parties de ce viscère. Pour les Allemands, le siège préféré du sarcome serait l'iléon. Gilly, au contraire, dit, dans sa thèse sur la « Lymphadémie intestinale », que l'iléon est surtout atteint de lymphadénome. Hausmann, se basant sur une statistique de 28 cas, affirme que le sarcome augmente de fréquence à mesure que l'on se rapproche de la partie inférieure de l'intestin grêle. Il oppose 21 cas pour l'iléon contre 4 pour le jéjunum et 3 pour le duodénum. Pourtant Whitties a rapporté, en 1889, 13 cas de sarcome primitif duodénal. Si, enfin, nous nous reportons au dernier travail paru sur le sarcome intestinal (avril 1898), nous voyons que Smoler, sur une statistique de 13 cas, cite 7 fois l'iléon, 3 fois le jéjunum et 2 fois le cæcum.

D'après toutes ces statistiques, nous voyons qu'il n'y a rien de bien précis, et nous nous contenterons seulement d'indiquer le siège du néoplasme dans les quelques observations que nous avons pu recueillir.

A l'autopsie de la malade de Pépin, on trouve une tumeur formée de deux masses, l'une intestinale, siégeant à 20 centim. du duodénum ; l'autre, adhérente à la première, était contenue entre les deux feuillets du mésentère.

Dans le cas de Mermet, la tumeur siégeait très haut, sur l'intestin grêle ; elle commençait environ à un mètre de l'angle duodéno-jujénal et s'étendait sur une longueur de 20 centim.

Dans l'observation de M. Braut, on trouve deux tumeurs ; la plus grosse siège sur le commencement de l'iléon ; la seconde est située sur la dernière partie de l'intestin grêle, à 20 centim. de la valvule iléo-cæcale. On notait, en outre, la présence de deux noyaux entre les deux masses néoplasiques.

Par ces quelques observations, on voit que depuis le duodénum jusqu'à la valvule iléo-cæcale, tous les sièges ont été observés. Nous ferons seulement remarquer que, dans nombre d'observations, la tumeur n'était pas unique ; à côté de la masse principale, se trouvent souvent une (Braut) et même deux tumeurs accessoires (Pépin). On trouve aussi quelquefois de simples noyaux néoplasiques, en nombre variable, aux environs de la tumeur. C'est ainsi que, dans l'observation de Braut, sont cités, dans l'épaisseur de l'intestin, sur le parcours de l'iléon, deux noyaux dont l'un avait la grosseur d'une fève et l'autre celle d'une petite noix.

Forme. — Bien que le sarcome puisse se présenter sous diverses formes, on rencontre cependant deux types principaux : ce sont le sarcome en anneau et le sarcome en nappe. La forme en anneau, qui est la plus grave dans le carcinome intestinal, à cause des rétrécissements qu'elle provoque, n'a ici aucune influence ; on ne rencontre, en effet, aucune coarctation, aucun rétrécissement ; bien au contraire, la paralysie intestinale survient, amenant derrière elle, des dilatations parfois considérables.

La surface de la tumeur présente un aspect variable ; nous avons déjà dit qu'elle pouvait être lisse et régulière ou, au contraire, mamelonnée, inégale et bosselée. Sa consistance est plutôt assez ferme. La surface péritonéale qui la recouvre peut être dépolie ; çà et là, se voient alors des traces d'adhérences. A la coupe, la surface interne est un peu mouvementée, tomenteuse et comme vermoulue par places ; mais le couteau, passé à plat sur la coupe, laisse voir une surface lisse et polie, d'un blanc jaunâtre, ressemblant absolument à du flan (Braut), à de la chair de lapin. Nulle part, on ne trouve ces petits grains jaunâtres, pathognomoniques de l'actinomycose. L'épaisseur des parois est, par endroits, considérable et peut atteindre 3 et 4 centimètres.

Volume. — Rien n'est plus variable que le volume de la tumeur ; il peut aller de celui d'une noix, d'une orange, à celui d'une tête de fœtus à terme (Mermet) et même d'une tête d'enfant (Braut). De même, le poids des grosses tumeurs peut atteindre 2 kilogr. et plus (Braut). Le calibre de l'intestin augmente très sensiblement de volume, par suite de la paralysie de ses parois ; la lumière de l'intestin admet facilement 2 et 3 doigts et même le poing. C'est là un peu le fait de toutes les tumeurs malignes des anses grêles, qui contrastent avec les rétrécissements cancéreux du gros intestin.

Nous venons d'étudier la tumeur d'une façon macroscopique et nous avons successivement passé en revue son siège, sa forme et son volume. Il nous reste à parler des lésions histologiques ; mais avant de passer à cette étude, il nous faut dire quelques mots des lésions du péritoine avoisinant et du mésentère.

Le péritoine, tant pariétal que viscéral, est souvent recouvert au voisinage de l'anse lésée par des fausses membranes glutineuses, assez faciles à rompre, mais adhérentes à la paroi intestinale. Les anses voisines sont soudées aux parties malades par ces mêmes adhérences, quelquefois d'une façon si intime, que l'ablation de la tumeur est impossible (Braut). Le reste du péritoine est sain.

Le mésentère est souvent surchargé de graisse au niveau de la tumeur. Entre ses deux feuillets, on trouve des ganglions volumineux en nombre variable.

Histologie. — Passons maintenant à l'examen histologique de la pièce. Ainsi que l'a dit Madelung, il s'agit presque toujours de sarcome globocellulaire, de sarcome encéphaloïde, comme on l'appelait autrefois. Balzer retrouve cette variété anatomique dans 8/14 des cas. Le type fuso-cellulaire est, au contraire, très rare. On ne peut guère citer que les observations de Mafucci, d'Edwards, de Nicolaysen qui en fassent mention. Le malade de Will (*Berlin. Klinik*, 26 août 1889) opéré par Miculicz, qui présentait une tumeur à cellules fusiformes, n'avait probablement pas, dit M. Braut, un sarcome primitif du tube digestif. Il s'agissait d'un néoplasme ayant pris naissance sur la paroi abdominale et adhérent secondairement à l'intestin.

Pour bien se rendre compte de la marche et de l'envahissement par la tumeur, nous étudierons successivement les lésions sur les limites du placard néoplasique et au centre même de celui-ci. Au centre de la lésion, et à un faible grossissement, on voit que toute l'épaisseur de la paroi intestinale est dégénérée ; tous les éléments normaux ont été envahis et détruits, de la muqueuse à la séreuse péritonéale. Le tissu néoplasique est formé de cellules pour la plupart arrondies, tassées fortement les unes contre les autres, sans trame conjonctive intermédiaire. Le diamètre des cellules n'excède pas 15 à 20 μ ; leur noyau (10 à 12 μ) en occupe la plus grande partie.

Quelquefois, au milieu de ces éléments arrondis, propres au sarcome globo-cellulaire, on trouve quelques cellules fusiformes, tantôt isolées, tantôt disposées par petits faisceaux diversement dirigés. Leur noyau, le plus souvent ovalaire, présente, en certains cas, une disposition en bâtonnet, qui rapproche ces éléments des cellules musculaires lisses. Ces cellules proviennent, pour la plupart, des fibres lisses des vaisseaux et des plans circulaires et longitudinaux musculaires, qui ont résisté plus longtemps que l'élément conjonctif à l'envahissement néoplasique.

Que deviennent les éléments, au niveau de ces lésions maxima? Nous avons vu que toutes les couches de l'intestin étaient envahies, mais on retrouve encore quelques vaisseaux qui ont résisté à la dégénérescence embryonnaire. Les artères persistent dans maints endroits ; on peut les reconnaître nettement à leur élastique interne et à leurs fibres musculaires lisses. A côté de ces vaisseaux, encore bien constitués, sont les vaisseaux propres de la tumeur, simplement formés d'une paroi endothéliale, ce qui explique les hémorragies en nappe que l'on retrouve quelquefois.

Pour bien nous rendre compte du début de la lésion, nous devons examiner le néoplasme à sa périphérie. M. Braut a étudié les petits noyaux voisins de la tumeur principale. Il a alors constaté que le néoplasme prenait naissance au niveau du derme de la muqueuse, pour envahir assez rapidement la muqueuse et la musculeuse. Le chorion muqueux subit des altérations progressivement croissantes, à mesure que l'on s'avance vers le centre du néoplasme. Les glandes de Lieberkhüm sont déformées ; leurs culs-de-sac, comprimés par l'infiltration embryonnaire, sont finalement détruits.

La dégénérescence de la tunique musculaire est particulièrement intéressante ; on voit, au niveau des zones d'envahissement, les cellules rondes, venues de la sous-muqueuse, cheminer dans les interstices des anneaux circulaires sans les pénétrer, et former une nappe embryonnaire, au niveau du plexus d'Auerbæch, entre les deux plans de la musculeuse. Peu à peu, les fibres musculaires circulaires dégénèrent à leur tour. Dans le plan longitudinal, l'infiltration chemine entre les cellules et le long des vaisseaux. Finalement, la couche sous-péritonéale est envahie.

Cette dégénérescence des deux couches de la tunique musculaire explique la paralysie intestinale et ses dilatations consécutives ; elle montre, en même temps, que les rétrécissements sont incompatibles avec l'existence d'une telle lésion.

Si nous résumons, en quelques mots, le mode d'extension du néoplasme, nous voyons que le sarcome, né dans la sous-muqueuse, s'étend rapidement à la muqueuse et aux deux couches de la musculeuse. Celle-ci cède enfin, et le néoplasme se diffuse facilement dans la couche sous-péritonéale.

Nous savons bien que le sarcome est un groupe d'attente, qui renferme probablement des néoplasies de causes fort diverses. Certains auteurs, lorqu'il s'agit de tumeurs siégeant dans des organes à fibres lisses (Bérard), veulent y voir un cancer musculaire. Toutefois, nous avons gardé l'ancienne dénomination, car nous ne voulons aucunement entrer dans ce débat, et nous nous bornons surtout à faire l'étude clinique du sarcome intestinal, sans discuter sa nature vraie.

DIAGNOSTIC

Il suffit de jeter un coup d'œil rapide sur le chapitre de la symptomatologie pour se rendre compte de la difficulté du diagnostic dans la majorité des cas. Le sarcome primitif de l'intestin grêle présente une marche essentiellement insidieuse. Aucun symptôme frappant ne vient appeler l'attention du malade ou du clinicien. Non seulement nous n'avons aucun symptôme pathognomonique pour établir le diagnostic, mais pas même d'ensemble clinique, d'une physionomie particulière, de syndrome spécial ou caractéristique. Il n'y a pas, comme dans le carcinome intestinal, de signe d'occlusion, même chronique ; il n'y a pas davantage d'hémorragie. Les malades maigrissent et s'affaiblissent avant qu'il y ait des douleurs et des troubles digestifs marqués, avant que le néoplasme devienne appréciable, et lorsque le malade s'aperçoit des « grosseurs » qu'il porte et vient réclamer des soins, il est trop tard. Un diagnostic si pénible ne peut mener qu'à une mauvaise thérapeutique. C'est alors, en effet, que l'on constate toutes ces métastases adénopathiques et viscérales dont parle Madelung et qui étaient, pour lui, une contre-indication absolue à toute intervention chirurgicale. Il existe alors des adhérences multiples aux anses voisines, des foyers disséminés qui nécessiteraient des délabrements tels que tous les progrès de la chirurgie abdominale ne parviendraient pas à donner une guérison opératoire (Braut). Le malade, cachectisé et vaincu par l'envahissement néoplasique, n'est plus capable de supporter le shock chirurgical ; aussi meurt-il très rapidement après l'opération malgré les soins employés en pareil cas (injections sous-cutanées d'éther et de caféine, injections intra-veineuses de sérum, compresses bouillantes sur la tête, etc...). La malade de Mermet mourut le lendemain de l'intervention ; deux opérés de Nicolaysen et Miculicz survécurent, l'un 14 jours, l'autre 15 jours. Madelung a eu une survie de 24 heures et une autre de 15 heures. Le malade de M. Braut, ne mourut que 3 mois après l'opération ; celle-ci n'avait consisté, il est vrai, qu'en une laparatomie exploratrice ; en présence des adhérences si nombreuses, on ne put songer à extirper la tumeur.

On comprend, dans ces conditions, toute l'importance que pourrait avoir, au point de vue du traitement, un diagnostic rapide et précoce. Nous croyons que, par la discussion approfondie de quelques caractères, on arrivera, sinon à affirmer la sarcomatose intestinale d'une façon certaine, au moins à en admettre la probabilité. Peut-être plus tard sera-t-il permis d'obtenir davantage. La bactériologie du sarcome, avant de nous donner les moyens de le combattre, saura, au moins, nous aider à faire plus prématurément le diagnostic et, avec l'aide de la laparatomie exploratrice, largement et hâtivement faite, on pourra se trouver à temps pour extirper les noyaux néoplasiques suffisamment limités chez les gens qui se présenteront de bonne heure.

Le diagnostic du sarcome intestinal doit comprendre plusieurs paragraphes. Il faut d'abord considérer la période initiale de la maladie, où l'on ne constate que des symptômes généraux. La tumeur apparaît ensuite et, dans un deuxième paragraphe, nous ferons le diagnostic du siège de cette tumeur. Il nous faudra, ensuite, parler du diagnostic histologique et du diagnostic bactériologique. Nous verrons alors que, seule, la bactériologie peut nous, dire par sa méthode d'inoculations, si nous avons affaire réellement à un sarcome, ou à toute autre tumeur.

Période de début. — Dans les premières semaines, on ne constate que des symptômes généraux, n'ayant rien de pathognomonique C'est l'amaigrissement, l'anorexie et la perte des forces, la diarrhée intermittente mêlée de coliques. Cet ensemble paraît commun, non seulement aux anémies essentielles, mais encore au début des affections générales graves. Certaines anémies forment un tableau clinique, difficile à distinguer de la sarcomatose intestinale, au début. Je ne parle pas de celles dont la cause est connue : anémies, suites de grossesses multiples ou de lactation, de pertes sanguines ou de misère ; mais bien de celles qui surviennent brusquement chez quelques femmes et en quelque temps les font pâlir, leur enlèvent les forces. Le diagnostic est pourtant possible ; dans ces cas, il n'y a pas de diarrhée, mais presque constamment de la constipation ; la perte des forces, la pâleur sont semblables ; mais il n'y a pas d'amaigrissement, et la conservation du pannicule adipeux, jointe à la pâleur, constitue une physionomie bien à part ; de plus, l'examen du sang montre la diminution des globules rouges, ce qui n'arrive pas dans le sarcome primitif de l'intestin grêle.

On pourrait encore penser à la tuberculose au début ; à moins de suivre le malade pendant quelque temps, le diagnostic est à peu près impossible. Tout d'abord, l'examen minutieux des poumons est négatif ; à cela, rien d'étonnant, si l'on voit le malade pour la première fois ; mais à un examen ultérieur, les poumons continuent à rester muets ; on ne note ni expectoration ni hémoptysie. La fièvre du sarcome, comme toute fièvre de néoplasme, dépasse rarement 38° ; de plus, elle est rare ; la fièvre tuberculeuse, au contraire, est quotidienne et à exaspérations vespérales. D'un autre côté, la diarrhée présente une allure spéciale. Celle de la tuberculose initiale, qui répond à l'état général, et non encore à des dislocations bacillaires, n'est ni bien abondante, ni très tenace ; elle cède aux moyens thérapeutiques et se borne à deux ou trois selles liquides par jour.

Dans le sarcome, au contraire, la diarrhée est accompagnée de coliques ; elle résiste aux médicaments, et son abondance est telle qu'elle indique déjà une lésion déterminée du tube digestif.

Apparition de la tumeur. — Au bout de quelque temps, la tumeur apparaît ; d'autres difficultés se présentent alors. A quel viscère est localisé le néoplasme ? Est-ce un carcinome, un lymphadénome, un sarcome? La tumeur est-elle due à la tuberculose ou à l'actinomycose ?

Il est ordinairement facile de s'assurer que la tumeur est indépendante du foie, de la rate, car elle siège presque constamment à la région ombilicale. Dans ces conditions, l'intestin paraît fatalement en cause et, comme la marche de l'affection indique suffisamment la malignité de la néoplasie, l'hésitation sera circonscrite entre le carcinome, le lymphadénome et le sarcome.

Mais occupons-nous d'abord du siège ; deux cas sont alors à considérer : la tumeur est mobile, ou bien elle est fixe. Tant qu'elle est mobile, elle peut être confondue avec une tumeur du mésentère, et l'erreur est d'autant plus facile que les tumeurs mésentériques provoquent presque toujours, du côté du tube digestif, des symptômes semblables à ceux du sarcome intestinal.

Le diagnostic différentiel est entouré de difficultés, qui persistent parfois jusqu'à l'autopsie. M. Braut trouva, à l'ouverture abdominale, une tumeur ovoïde, de teinte gris-rosé, violacée par places et qui semblait siéger dans le mésentère ; à sa surface, adhéraient deux anses intestinales aplaties. Cette erreur diagnostique ou, du moins, cette illusion, subsista jusqu'à la dissection complète de la tumeur. Alors seulement, on s'aperçut qu'il s'agissait de deux dilatations ampullaires portant sur l'intestin et adhérentes à de nombreuses anses intestinales, qui en barraient la surface un peu dans tous les sens.

Lorsque la tumeur est fixe, on peut la confondre avec une tumeur de la paroi, du côlon ou une tumeur rétro-péritonéale.

Les tumeurs de la paroi se reconnaissent surtout à leur mobilité pendant le relâchement des muscles abdominaux, à leur fixité pendant la contraction de ces mêmes muscles. Elles font toujours une saillie appréciable à l'œil ; on peut toujours les circonscrire et les saisir entre les doigts. Elles sont enfin, et surtout, presque toujours indolores et ne s'accompagnent pas de phénomènes intestinaux.

Les tumeurs du côlon produisent des hémorragies intestinales, des phénomènes d'occlusion et de sténose, qui sont incompatibles avec l'existence d'un sarcome. Nous avons vu, en effet, que celui-ci avait plutôt tendance à paralyser, à distendre, à « souffler » le tube digestif, pour aboutir à des dilatations parfois considérables.

On pourrait aussi songer à une tumeur rétro-péritonéale, et on a même observé des sarcomes rétro-péritonéaux. Ces tumeurs se rencontrent surtout vers la fin de l'âge adulte ; et les symptômes varient suivant le point de départ du néoplasme, suivant ses rapports avec les autres viscères abdominaux et les compressions qu'il peut exercer. On note de la diarrhée ou de la constipation, de l'anorexie, des vomissements, de l'ascite, tous symptômes communs avec ceux du sarcome intestinal.

Variété histologique. — Après avoir bien délimité le siège de la tumeur, il nous faut nous enquérir de sa nature. Si l'on parvient à la localiser à l'intestin grêle, l'on n'aura guère de choix, pourvu que la tumeur soit un peu volumineuse, qu'entre le lymphadénome, la tuberculose et peut-être l'actinomycose.

La lymphadémie intestinale est à peu près impossible à reconnaître. Comme dans le sarcome, il y a perte rapide des forces, amaigrissement, diarrhée. Peut-être pourrait-on dire que ces symptômes sont plus précoces dans la lymphadémie, qu'ils surviennent avec plus de brusquerie. L'ascite et l'œdème des jambes apparaissent dès les premières semaines, tandis que, dans le sarcome, ils n'arrivent qu'à la période terminale. Un signe peut-être attirera plutôt l'attention vers le sarcome : c'est l'anorexie. Tandis qu'elle se montre précoce et progressive dans le sarcome, dans la lymphadénie, au contraire, elle est tout au plus insignifiante. Si l'on en croit même certains, il y aurait parfois de la boulimie jusqu'à la période terminale. C'est ainsi que Gilly cite, dans sa thèse sur la « lymphadénie intestinale », l'observation d'une malade qui se rassasiait difficilement et, au dire de ses voisines de salle, se levait chaque nuit pour manger à 3 et 4 reprises différentes. Cet appétit dura jusqu'à la fin, malgré une diarrhée incoercible. Ceci tranche bien vivement avec l'anorexie constante et progressive du sarcome.

Dans la lymphadéine, les lymphatiques superficiels sont quelquefois pris brusquement d'inflammation, et, sans que rien ne puisse expliquer cet accident, des plaques de lymphangite réticulaire se développent sur les membres ou sur la face, évoluent en quelques jours et se terminent, soit par résolution, soit par formation d'abcès. Des poussées ganglionnaires peuvent aussi avoir lieu à l'aine, à l'aisselle, au cou. Mais ces complications sont, en somme, peu fréquentes et, malgré tout, le diagnostic restera bien incertain jusqu'à l'ouverture abdominale. Le microscope seul pourra nous dire alors si nous avons affaire à une lymphadénie ou bien à un sarcome.

Nous passons sous silence l'examen du sang ; celui-ci est resté, le plus souvent, négatif. L'augmentation du nombre des leucocytes, dans la lymphadéine intestinale, n'a été notée que par Béhier et Rendu.

L'actinomycose, aussi, peut se localiser à l'intestin grêle, et provoquer la formation d'une tumeur. Mais celle-ci donnera la sensation d'une masse ligneuse, du moins au début, car elle se ramollit bientôt. Au niveau des foyers de ramollissement, la peau prend alors une teinte violacée, parfois ardoisée, s'atténuant à la périphérie. Cette couleur fut considérée comme pathognomonique par Ullmann, Bostroëm, Bernhardt. L'ulcération de la peau est rapide, et de la tumeur s'écoule un liquide, d'abord clair et filant, puis épais et contenant les grains jaunes caractéristiques.

A ce moment, le diagnostic est évident, mais au début on pourra confondre l'actinomycose avec toute autre tumeur maligne. Tout au plus, l'absence d'ascite et l'intégrité des ganglions, qui s'observent toujours dans l'actinomycose, pourront orienter le diagnostic dans le sens de sa véritable nature.

Diagnostic histologique. — On vient de voir combien le diagnostic était difficile avant l'ouverture abdominale, difficile quand il s'agit d'indiquer un siège exact à la tumeur, difficile encore pour reconnaître sa véritable nature histologique.

Mais, même au moyen de coupes microscopiques, la diagnose est parfois bien hésitante. L'actinomycose ne peut pas toujours être différenciée du sarcome. L'actinomycose, est en effet, difficile à reconnaître, au sein des tissus, en raison de son action spéciale sur les éléments anatomiques. Nous rappellerons que la première lésion qui paraît se produire autour des plus petites colonies actinomycosiques, c'est l'hypertrophie des éléments cellulaires et la formation de grosses cellules volumineuses englobant les éléments parasitaires. Entouré ainsi de couches plus ou moins nombreuses de cellules volumineuses, l'actinomyces pourra échapper à plusieurs examens successifs, et ce n'est parfois qu'après plusieurs coupes négatives qu'une dernière révélera l'existence du parasite.

Bien souvent la tuberculose est associée au sarcome ; on trouvera alors des bacilles au milieu des éléments globo-cellulaires. Il est bien évident que la présence, plusieurs fois constatée, de petites cellules rondes fera penser au sarcome ; mais, comme l'a dit Reclus, il n'existe aucun caractère anatomique particulier à ce genre de tumeur, et l'examen microscopique ne pourra donner que des probabilités.

Seule, la bactériologie, par sa méthode d'inoculation, pourra nous dire si notre tumeur est due au sarcome ou à la tuberculose. Les animaux, et en particulier les cobayes, sont très sensibles à l'inoculation intra-péritonéale de pus ou de matière tuberculeuse. La mort arrive très rapidement, et on constate, à l'autopsie, des lésions de tuberculose dans le péritoine et dans les viscères. L'inoculation de matière sarcomateuse, au contraire, reste sans effet.

Cette différence de réaction, dans les deux cas, jette un jour nouveau sur le diagnostic et permet de penser au sarcome, si le cobaye a résisté aux inoculations.

Si le diagnostic histologique est parfois difficile, nous ne voulons pas dire, pour cela, qu'il soit impossible. Dans les deux observations de MM. Braut et Rouger, des examens répétés sur les tumeurs et ensuite sur de très nombreuses coupes n'ont pu décéler nulle part la présence d'actinomyces, tandis que les éléments globo-cellulaires s'offraient très nombreux à notre vue. L'authenticité de ces deux cas ne peut être mise en doute un seul instant.

MARCHE — DURÉE — TERMINAISON

La marche du sarcome intestinal est progressive et continue. Si les phénomènes gastro-intestinaux cessent au début, pour reparaître de nouveau, si la diarrhée présente ce caractère d'intermittence que nous avons indiqué, il n'en est pas moins vrai que le néoplasme poursuit sa marche envahissante et qu'il conduit le patient jusqu'à la cachexie et à la mort.

La durée de l'affection varie entre 10 et 20 mois ; mais on peut voir quelquefois des rémissions très longues, de plusieurs mois et même de plusieurs années. C'est ainsi que, chez le malade de Mermet, nous voyons cesser les accidents du début, qui ne se montrent d'une façon permanente que huit ans plus tard. Il est vrai que, pendant tout ce long intervalle, il persista des alternatives de constipation et de diarrhée, ainsi que de légères douleurs abdominales, mais l'amaigrissement avait cessé et le malade avait conservé un état général assez satisfaisant.

La mort est la terminaison fatale de cette affection abandonnée à elle-même. Bien rarement elle arrive d'une façon brusque ; le malade meurt dans la cachexie et le marasme propres à toutes les tumeurs malignes.

Complications. — Les complications sont peu nombreuses ; aucune d'elles, au moins, n'appartient en propre au sarcome intestinal. L'ascite et l'œdème des membres n'apparaissent qu'à la période terminale. L'ascite est ordinairement peu considérable, mais l'œdème peut envahir les membres inférieurs, la paroi abdominale et même les membres supérieurs (Braut).

La perforation intestinale peut exister, quoique très rarement. Dans l'observation de Braut, la paroi de la petite tumeur commençait à fortement s'amincir, et il est probable que si le malade eût vécu plus longtemps, il se serait fait là une fistule stercorale. Le rétrécissement, si fréquent dans le carcinome, ne peut, ici, se montrer ; nous en avons donné les raisons en parlant de l'anatomie pathologique.

La plus fréquente des complications, c'est l'envahissement néoplasique des ganglions du mésentère et les métastases qui se produisent dans l'épiploon, le foie, les reins. Mais ces généralisations sont souvent longues à se produire. Chez le malade de M. Braut, une bonne année après le début des accidents, il existait bien, à la vérité, des ganglions mésentériques un peu durs et à peine gros, mais cette seule propagation à courte distance était des plus modestes, et tous les autres viscères étaient sains. De même pour la malade de Mermet, morte plus d'un an après le début de la maladie, il n'avait pas été trouvé de métastases viscérales ; il n'existait pas non plus de polyadénopathie ganglionnaire.

Ces quelques observations nous permettent de penser, contrairement à l'opinion un peu pessimiste de Madelung, qu'un diagnostic précoce pourrait mener à une thérapeutique heureuse et à une intervention radicale.

TRAITEMENT

Le sarcome primitif de l'intestin grêle est une affection d'ordre purement chirurgical. Le traitement médical, palliatif, ne sera employé qu'à la dernière période de la maladie, quand le néoplasme se sera généralisé. A ce moment, il sera même de rigueur, à l'exclusion de toute intervention chirurgicale. Il consistera en une antisepsie intestinale minutieuse, en laxatifs et purgatifs légers. Il sera surtout dirigé contre la douleur, et les injections de morphine seront alors un secours précieux.

Nous ne parlerons que pour mémoire du traitement du sarcome par le goudron. Il est très probable, en effet, comme l'a dit Reclus, dans le *Bulletin de l'Académie de médecine*, que tous les cas de guérison de sarcome chez les indigènes, donnés par le docteur Legrain, de Bougie, n'étaient que des cas de tuberculose.

Mais parlons plutôt de l'intervention chirurgicale, de celle qui sera utile, quand le néoplasme sera encore opérable. En quoi consiste-t-elle?

Sans doute, il faut s'y attendre malgré les secours des boutons anastomotiques, il s'agira encore d'une intervention opératoire de la plus haute gravité. Malgré les perfectionnements apportés dans les résections intestinales, tant au point de vue antiseptique qu'au point de vue du manuel opératoire, l'entérectomie est restée une opération dangereuse en bien des points.

Les sutures intestinales demandent, en effet, une habileté particulière pour être bien faites. Le grand nombre des points nécessaires pour assurer une continuité parfaite entre les deux bouts de l'intestin exige, d'autre part, un temps considérable ; aussi le shock opératoire emporte-t-il souvent les malades.

Il ne faudra pas s'en tenir à l'ablation d'un noyau à l'exclusion des autres, sous prétexte qu'ils sont plus adhérents. Il sera nécessaire d'explorer le tube digestif d'un bout à l'autre, comme si on allait à la recherche d'une occlusion intestinale. Pour ce faire, il sera tout d'abord utile de rejeter l'incision timide, sans passer d'une extrême à l'autre, et, sans fendre l'abdomen de l'appendice xiphoïde au pubis à la Kummel, il sera nécessaire de choisir une ouverture large, comme l'a préconisé Weir, et plus récemment Villar, de Bordeaux : « Il faut, » dit Villar dans les *Archives provinciales de chirurgie* de 1894, » se donner le jour nécesaire pour pouvoir éclairer son diag- » nostic et savoir, ou non, si la tumeur est opérable ; en outre, » en supposant même jugée la question d'inopérabilité, il » vaut peut-être mieux ne pas se contenter d'une incision trop » petite ».

Dans le cas de foyers multiples, il ne faudra pas craindre de faire une et même plusieurs entérectomies. Mais si plusieurs entérectomies successives sont nécessaires, par suite de la dissémination du néoplasme, et que la longueur totale à réséquer n'a pas plus de 60 à 80 centimètres, on pourra suivre le conseil de Senn et réséquer toute la partie intermédiaire, car une seule opération sera moins grave qu'une double résection avec la double entérorrhaphie correspondante.

Après avoir bien circonscrit la partie intestinale malade et l'avoir isolée du reste de l'abdomen en fermant, provisoirement, par quelques points de suture, la presque totalité de l'incision pariétale, on la réséque avec le coin mésentérique qui lui correspond. On rapproche alors, l'une à l'autre, les deux bouts de l'intestin et on les unit par la suture ou au moyen des boutons anastomotiques. C'est le temps le plus difficile de l'opération. La suture de Lembert et la suture à points séparés sont également bonnes, mais on aura recours, quand on le pourra, à l'entérorrhaphie longitudinale de Chaput. D'après cette méthode, on fait, sur chacun des deux bouts intestinaux, une fente longitudinale de 5 à 6 centimètres, et on suture ensemble les bords de cette fente. Ce premier point réalisé, on a, comme résultat, selon l'ingénieuse comparaison de Duchamp, une culotte, dont le corps est représenté par la portion fendue et suturée. Pour terminer l'opération, il reste à fermer la culotte au niveau de la ceinture.

Mais la suture, quelle qu'elle soit, présente des inconvénients très sérieux. Tout d'abord, elle donne aux matières un écoulement assez difficile ; puis elle augmente la tension intra-intestinale et facilite au niveau du point rétréci la coagulation et l'arrêt du contenu intestinal, d'où résulte, dans quelques cas, une véritable occlusion. De plus, l'augmentation de la tension intestinale distend parfois l'intestin à un tel point, que les sutures coupent les tissus et que les matières s'échappent, soit dans le péritoine, soit au dehors.

Tous ces inconvénients ont fait renoncer à la suture et on a recours actuellement aux boutons anastomotiques, qui donnent de bien meilleurs résultats.

Nous ne citerons que les boutons de Murphy et de Chaput en donnant notre préférence à ce dernier. Il présente, en effet, plusieurs avantages : l'orifice plus grand de sa gouttière donne moins de chance de rétrécissement intestinal ; de plus, on a une notion exacte du degré de striction que l'on exerce avec la gouttière et on peut facilement écarter ses bords après les avoir rapprochés, si la striction est trop forte. Avec les boutons de Murphy, on ne connaît exactement pas le degré de compression produit et il est impossible de desserrer l'instrument. Enfin, la gouttière n'expose pas, comme le bouton de Murphy, aux accidents de sphacèle et de perforation.

Après la réunion des deux bouts de l'intestin par suture ou au moyen des boutons anastomotiques, on fait rapidement le lavage du péritoine et on ferme par la suture de la paroi abdominale.

Comme après toute intervention chirurgicale grave, on pratiquera des injections intra-veineuses de sérum, après avoir porté le malade dans un lit bien chaud. Pour éviter l'anémie du bulbe et la mort subite, il sera bon de lui placer sur la tête des compresses très chaudes et de le tenir en éveil.

C'est ainsi que l'on pourra terminer facilement avec toutes les chances désirables que comportent la sûreté et la rapidité de nos nouveaux moyens, et qu'on pourra sauver quelquefois un malade condamné à une mort fatale et rapide, s'il est abandonné aux seuls soins de la nature.

Observation Première

(De M. Pépin, interne des hôpitaux, publiée dans le *Journal de Médecine de Bordeaux*, du 20 décembre 1891.) — Sarcome encéphaloïde de l'intestin grêle et du mésentère chez une enfant de 5 ans.

Angèle G.., 5 ans, entre à l'Hôpital des enfants, salle 6, lit 21, le 20 août 1891.

Antécédents héréditaires. — Père, 42 ans, alcoolique ; mère, 38 ans, en très bonne santé. Rien dans l'histoire des grands-parents, au point de vue des tumeurs malignes.

Antécédents personnels. — S'est toujours bien portée jusqu'au mois de novembre 1889, où la malade entre à l'hôpital des Enfants, dans le service de notre Maître, pour une broncho-pneumonie, dont elle guérit au bout d'une vingtaine de jours. Depuis cette époque, sa santé a toujours été très bonne.

Vers le commencement de juin, elle reçoit, de sa sœur aînée, un violent coup de pied dans le ventre, ce qui, d'après la mère, serait le point de départ de tous les accidents.

Dans les premiers jours de juillet, l'enfant se plaint un peu du ventre, où la mère trouve une masse de la grosseur d'une mandarine, très mobile. Le ventre n'est pas plus gros que d'habitude ; l'enfant conserve sa gaieté, son appétit ; elle n'a pas de fièvre, pas de diarrhée, pas de constipation ; en somme, en dehors de la douleur, sourde, continue et de quelques crises douloureuses assez vives survenant après les repas, son état général reste bon.

Tout marche ainsi jusque vers le milieu de juillet. Les douleurs deviennent alors plus intenses, continues, avec paroxysmes, se répétant plusieurs fois par jour, tantôt après les repas, tantôt à jeun. L'enfant pâlit, perd sa gaîté, son appétit ; elle a des alternatives de contispation et de diarrhée, les nuits sont mauvaises ; enfin, la mère constate que le ventre augmente sensiblement de volume de jour en jour et, le 10 août, la conduit à l'hôpital des Enfants. C'est une fille robuste, bien constituée, d'un teint un peu jaunâtre. Le ventre, volumineux, présente, dans le flanc gauche, une saillie très nette, arrondie, du volume d'une grosse orange ; de son bord supérieur droit, part un prolongement cylindrique, se dirigeant transversalement vers la partie moyenne et supérieure de la région hypogastrique où il se perd.

Cette saillie ne suit pas les mouvements de la respiration, mais se déplace un peu, suivant que l'enfant est couchée sur le côté droit ou gauche.

La peau du ventre a conservé son aspect normal ; pas de dilatation veineuse à sa surface ; léger déplissement de la cicatrice ombilicale.

A la palpation, on sent une tumeur volumineuse qui s'étend : 1° de haut en bas, du bord des fausses côtes à la crête iliaque. Depuis la crête iliaque jusqu'à l'épine du pubis, le bord inférieur de la tumeur est séparé de l'arcade de Fallope par un espace de trois travers de doigt ; 2° transversalement, du bord externe du muscle carré des lombes gauche jusqu'à une ligne passant à deux travers de doigt à droite de l'ombilic.

On peut enfoncer le doigt entre le rebord costal gauche et le bord supérieur de la tumeur, ce qui semble prouver qu'elle ne se prolonge pas sous les fausses côtes gauches. Il est plus difficile de pénétrer sous le bord inférieur de la tumeur qui se perd dans le bassin.

Cette tumeur n'est pas uniforme ; elle est formée d'une portion arrondie, de la grosseur d'une orange, proéminant dans le flanc gauche, et reposant sur une masse bosselée étalée, large à peu près comme la main d'un adulte et assez résistante. On peut lui imprimer des mouvements de latéralité assez étendus. Il est plus difficile, même impossible, de la déplacer dans le sens vertical.

Sonorité de toute la région costale inférieure gauche et sur un espace de deux travers de doigt au-dessous du rebord costal. Matité très nette sur toute la surface antérieure de la tumeur, sauf au niveau du prolongement cylindrique déjà décrit, où la percussion superficielle détermine de la sonorité, la percussion profonde de la matité.

Sonorité au-dessous du bord inférieur de la tumeur et de toute la région abdominale située à droite d'une ligne passant verticalement à deux travers de doigt de l'ombilic.

Pas d'augmentation de volume du foie, dont le bord inférieur ne dépasse pas le rebord costal.

L'enfant se plaint d'une douleur sourde, continue, dans le ventre ; la palpation n'est douloureuse qu'au niveau de la masse arrondie du flanc gauche.

Langue blanche, inappétence marquée, selles liquides, jaunâtres, très fétides. Douleurs dans les lombes et les cuisses, léger œdème des membres inférieurs. Urines claires, pas de sang, pas de dépôt, albumine sous forme d'un léger nuage.

Un peu de dyspnée, aucun autre symptôme morbide à l'examen du poumon. Rien à l'examen du cœur, température du soir : 37°8. Petits ganglions durs, mobiles, indolores, au niveau du cou et dans le triangle de Scarpa.

Le 24 août, la malade est emportée par les parents : son état est à peu près le même, mais le ventre a augmenté de volume. Au lieu de 75 centimètres de tour, comme au jour de son admission, il mesure 95 centimètres. Amaigrissement un peu plus marqué ; moins de diarrhée, pas de sang dans les selles ; urines toujours claires et légèrement albumineuses.

Le 31 août, elle entre de nouveau à l'hôpital, en pleine éruption de rougeole ; elle est placée salle 19, lit 8, au pavillon de la rougeole.

Elle est très affaiblie, très amaigrie, ce qui fait ressortir encore le volume du ventre. Elle est couchée, tantôt sur le ventre, tantôt sur l'un ou l'autre flanc ; elle ne peut rester dans le décubitus dorsal, ce qui rend l'examen très difficile. Elle ne cesse de se plaindre du ventre, et par moments pousse des cris déchirants ; légère cyanose de la face et des extrémités ; dyspnée très marquée : matité, râles sous-crépitants fins ; souffle bronchique à l'examen de la cage thoracique.

Rien à l'examen du cœur, œdème des membres inférieurs.

Anorexie, soif vive, diarrhée abondante ; sept à huit selles par jour, très fétides, grisâtres.

Eruption de rougeole, à macules pâles, peu abondantes.

L'état de l'enfant ne permet pas de faire un examen méthodique de l'abdomen.

Le 1er septembre, vomissements analogues à de la purée, répandant une odeur très fétide.

Le 2, cyanose généralisée ; mort à dix heures.

Autopsie. — A l'ouverture de la cavité abdominale, on ne trouve pas d'adhérence entre la face antérieure de la tumeur et la paroi abdominale ; petite quantité d'un liquide grisâtre, fétide (20 gr. environ).

Une tumeur volumineuse, discoïde, occupe tout le flanc gauche et presque toute la région ombilicale. Elle est circonscrite, en haut, par le côlon transverse ; à gauche, par le côlon descendant (le coude formé par le côlon transverse et le côlon descendant est marqué par la tumeur) ; à droite, par toute la masse de l'intestin grêle, refoulé dans l'hypocondre et le flanc droit, et masquant complètement le côlon ascendant. Le grand épiploon, épaissi, congestionné, recouvre toute sa face antérieure et adhère à sa partie inférieure. Le boudin cylindrique et sonore, constaté à l'examen clinique, est formé par le côlon transverse.

Pas d'adhérence de la tumeur avec les côlons, l'estomac, le foie, la rate. Ce premier cadre de la tumeur enlevé, on arrive au second, formé en haut par la portion transverse du duodénum et 40 centimètres de jéjunum. Cette portion de l'intestin grêle contourne en arc le bord supérieur, le bord gauche et le bord inférieur de la tumeur, qui est limitée à droite par la portion du mésentère, se dirigeant vers le reste de la masse de l'intestin grêle. Elle se compose de deux masses : l'une intestinale, l'autre mésentérique.

Masse intestinale. — Sur le bord gauche de la tumeur, à 20 centimètres de la portion terminale du duodénum, se trouve, sous l'intestin grêle, une masse occupant, sous forme d'anneau, toute la périphérie de l'intestin. Cette masse a une largeur de quatre travers de doigt ; elle est résistante, épaisse et impossible à séparer de la tumeur mésentérique.

Incisant le duodénum et l'intestin qui lui fait suite, en suivant leur bord libre, on arrive sur le néoplasme intestinal. Toute la partie de l'intestin grêle située au-dessus présente une congestion très marquée de la muqueuse, sans épaississement, sans ulcérations.

Au niveau de la tumeur existe une cavité pouvant contenir une orange, remplie d'une matière grisâtre, fétide et liquide, communiquant très largement, par chacune de ses extrémités, avec la lumière du canal intestinal situé au-dessus et au-dessous. La surface de cette cavité est irrégulière, tomenteuse, de coloration noirâtre ; elle présente plusieurs ulcérations superficielles, irrégulières comme forme ; l'une a la dimension d'une pièce de 5 francs. La paroi a une épaisseur d'un travers de doigt. Elle est constituée par un tissu blanchâtre, analogue à celui d'un champignon, à coupe nette, donnant un peu de suc par le grattage avec le manche du scalpel.

Masse mésentérique. — La tumeur mésentérique, adhérente à la première, est discoïde ; elle présente de grosses bosselures ; elle est exactement contenue entre les deux feuillets du mésentère, qui est intimement lié à ses deux faces. Elle est formée par une masse principale, composée d'un tissu exactement analogue à celui de la tumeur intestinale. On y trouve des bosselures, variant de la grosseur d'une noisette à celle d'un œuf de poule, et qui ne sont autre chose que des ganglions dégénérés contenus dans une coque fibreuse et résistante, qui, incisée, laisse énucléer facilement le ganglion.

Cette tumeur est exactement contenue entre les deux feuillets du mésentère ; elle n'a aucune adhérence avec la colonne vertébrale, ne dépasse pas, du reste, en arrière, le pédicule du mésentère. En bas, elle s'arrête à deux travers de doigt au-dessus de l'angle sacro-vertébral et n'a pas de prolongement s'enfonçant dans la cavité du petit bassin.

Signalons la congestion de toute la muqueuse intestinale, la congestion du foie, de la rate, des reins.

Les poumons présentent les lésions ordinaires de la broncho-pneumonie ; un peu de liquide citrin dans le péricarde. Dilatation très marquée du cœur droit avec caillots noirâtres sans adhérences.

Sinus de la dure-mère remplis de sang noirâtre, un peu de liquide dans les espaces sous-arachnoïdiens ; rien dans la substance cérébrale et les ventricules.

Les coupes que j'ai l'honneur de soumettre à la Société d'Anatomie sont celles de la tumeur intestinale, de la tumeur mésentérique et des ganglions volumineux contenus dans cette dernière tumeur. Sur ces coupes la lésion constatée est la même : sarcome à petites cellules, sarcome encéphaloïde.

Nous sommes donc en présence d'un cas très net de sarcome encéphaloïde survenu chez une fillette de 5 ans, sarcome siégeant sur l'intestin grêle à 40 centimètres du pylore, et ayant envahi ensuite une partie du tissu et des ganglions compris entre les deux feuillets du mésentère, partie directement en rapport avec la portion d'intestin grêle malade.

Observation II

De M. Braut, publiée dans les (*Archives de médecine*, juillet 1895)

Sarcome ampullaire de l'iléon

B. R..., tirailleur indigène, né à Orléansville, 23 ans. Antécédents héréditaires nuls. Bonne santé habituelle ; aucun traumatisme.

Début des accidents en novembre 1893 ; un peu d'amaigrissement et diminution des forces ; coliques par intermittences.

Dans les mois qui suivent, la marche lente, quoique progressive de l'affection, permet encore au malade de faire son service ; mais c'est avec peine.

Au printemps 1894, B. R..., s'aperçoit qu'il a une grosseur dans le ventre ; premier repos à la chambre. Un peu plus tard, il entre à l'hôpital de Dra-El-Mizan, où il y fait un séjour de un mois et demi. A cette époque, l'état général s'est aggravé ; la perte des forces, l'amaigrissement sont déjà très notables. L'appétit est nul ; les coliques sont plus fortes et plus fréquentes ; il y a, de temps à autre, des nausées, et même des vomissements alimentaires et bilieux. La tumeur est devenue très manifeste.

Évacuation sur l'hôpital du Dey, au mois de juin 1894. Voici, en résumé, le résultat de notre examen, au moment de l'entrée :

L'état général est toujours très mauvais ; il existe un état nauséeux très accentué et un peu de température. Le ventre est gros, douloureux spontanément et à la pression. Il n'y a pas d'ascite. Les selles sont à peu près régulières ; les mictions normales.

Le palper nous permet de reconnaître, non pas une, mais deux tumeurs ; l'une, la plus grosse, du volume d'une tête de fœtus à terme, siège dans le flanc et la fosse iliaque gauche, gagnant vers le centre de l'abdomen ; l'autre, plus petite, occupe la partie inférieure du mésogastre et la région hypogastrique, d'une consistance assez ferme et facile à délimiter, surtout lorsque le sujet est anesthésié ; elles paraissent reliées par une large bride, ou plutôt une sorte de bande, qui forme un relief assez appréciable, quand la main d'un aide vient exagérer leur écartement.

Mobilité assez grande, sonorité partout à la surface, rien ne leur manque pour ressembler aux tumeurs du mésentère ; il n'y a que les néoplasmes de l'intestin grêle qui présentent les mêmes caractères et peuvent donner le change. Mais, nous l'avouons, ces derniers sont si rares, que nous en avons fait facilement bon marché.

Pour assurer notre diagnostic et tenter, au besoin, une opération curative, dans le cas où il s'agirait de kystes ou de néoplasmes énucléables, nous avons pratiqué une laparatomie exploratrice, le 1er juillet 1894.

L'ouverture sous-ombilicale me mène directement sur la plus petite des tumeurs. C'est une masse ovoïde, de teinte gris-rosé, violacée par places. Elle est absolument indépendante de la paroi abdominale et semble siéger dans le mésentère ; à sa surface, on remarque deux anses aplaties, qui lui adhèrent dans l'étendue d'au moins 10 centimètres. Exploration rapide de l'autre néoplasme, situé dans le flanc ; mêmes adhérences très étendues aux anses intestinales.

Devant cet état de choses, nous n'avons plus qu'à refermer le ventre ; guérison opératoire en 8 jours. Bien que ce soit aujourd'hui chose un peu banale, nous tenons à noter, en passant, l'influence heureuse momentanée de la laparatomie. L'intervention a relevé le moral du malade ; l'appétit est devenu un peu meilleur, et pendant quelque temps, les vomissements cessent. B. R... va et vient dans l'hôpital sans trop manifester d'inquiétude et sans trop souffrir.

Mais, bientôt, au bout de quelques semaines, la scène change ; tous les troubles reparaissent avec un surcroît d'intensité. Les tumeurs ont grossi ; la cachexie s'accentue, les douleurs deviennent très vives.

Dans le courant du mois de septembre, on constate de l'ascite, de l'œdème des membres inférieurs ; il y a de la diarrhée plutôt que de la constipation. Le sujet ne peut, pour ainsi dire, plus rien garder. Inanition ; mort le 2 octobre, environ un an après le début des accidents, trois mois après l'intervention exploratrice.

Autopsie. — Sujet très amaigri ; infiltration des membres inférieurs, surtout marquée à droite ; ventre énorme, très ballonné, cicatrice linéaire, blanche, très épaisse, très résistante, n'ayant nullement cédé à l'énorme pression intra-abdominale.

En un point de l'hypogastre, le néoplasme adhère intimement à la cicatrice. On l'isole, au contraire, assez facilement de la vessie, aplatie de haut en bas et d'arrière en avant. Ascite énorme. Anses intestinales lavées et météorisées, surtout le côlon. Tous les autres viscères : estomac, foie, rate, reins, sont petits, rétractés.

A ce moment-là, encore le ventre fendu de l'appendice xiphoïde ou pubis, on a l'illusion d'un mésentère distendu au maximum, par les tumeurs.

A la dissection seulement, on s'aperçoit qu'il s'agit de deux dilatations ampullaires, portant sur l'intestin lui-même, et adhérentes, chacune, à de nombreuses anses intestinales qui en barrent la surface, un peu dans tous les sens.

La première tumeur, la plus grosse et la plus élevée, presque du volume d'une tête d'enfant, siège sur le commencement de l'iléon ; la deuxième, un peu moins volumineuse, siège, au contraire, sur la dernière portion de cet intestin, mais encore à 20 centimètres environ de la valvule iléo-cæcale. Grosse tumeur : dimension 20 centimètres de haut sur 18 de large. Poids : un kilog. Petite tumeur. Dimension : 16 centimètres de haut sur 15 de large. Poids : 700 gr. Sur l'une comme sur l'autre, on trouve un bout afférent et un bout efférent qui desservent ces poches, « véritables estomacs intestinaux » dont les parois néoplasiques très fortes présentent une épaisseur de 2 bons centimètres. Il n'y a, ni à l'entrée, ni à la sortie, de dilatation, ou de rétrécissement bien marqués. Un seul point, sur la plus petite des tumeurs, à l'endroit où elle est venue adhérer à la cicatrice opératoire, commence à fortement s'amincir, et il est probable que si le malade eût vécu plus longtemps, il se serait fait là une fistule stercorale, déjà amorcée.

La surface interne est un peu mouvementée, tomenteuse et comme vermoulue par places ; le contenu est constitué par les débris alimentaires, plus ou moins mal digérés, et par des matières fécales, jaunes, liquides, que l'on retrouve dans toute l'étendue du tube intestinal.

En sus des deux tumeurs principales, on trouve encore entre elles, dans l'épaisseur de l'intestin, sur le parcours de l'iléon, deux noyaux blanchâtres, dont l'un a la grosseur d'une fève et l'autre celle d'un haricot.

Quelques ganglions mésentériques appréciables ; pas de généralisation dans les autres viscères abdominaux. L'autopsie des autres cavités splanchniques, crâne et thorax, n'a rien fait trouver d'intéressant à signaler. Les poumons ont été refoulés sous la poussée abdominale ; mais ils sont sains et on ne trouve aucune trace de tubercules ou de nodules néoplasiques. Pas de ganglions sus-claviculaires.

Examen histologique. — J'ai pratiqué un grand nombre de coupes sur la tranche des vastes ampoules que je viens de décrire. Dans tous les points, on rencontrait invariablement et exclusivement des cellules embryonnaires rondes, à grands noyaux fortement colorés par le carmin aluné. Il s'agissait donc nettement d'un sarcome globocellulaire pur et typique.

Observation III

(Observation publiée par Mermet, *Bulletin de la Société anatomique*, 1896)
Sarcome primitif de l'intestin grêle

Victorine P..., âgée de 32 ans, blanchisseuse, entre, le 16 mai 1896, à l'hôpital Cochin, pavillon Lister, salle Sedillot, n° 2, dans le service de notre maître, M. Schwartz, pour une tumeur située dans le côté gauche de l'abdomen, au niveau des régions iliaque et ombilicale.

Histoire clinique.— La malade est une femme cachectique, maigre, à teint jaunâtre, et dont les antécédents n'ont rien de bien saillant. Dans sa famille, pas de tare néoplasique ; sa mère est morte en couches ; son père, subitement, d'une affection cardiaque. Jeune, elle a toujours été très chétive. Réglée à 13 ans, toujours régulièrement cependant, elle a eu, il y a huit ans, un accouchement à la suite duquel elle fit de l'infection puerpérale.

Un an après cet accouchement, à l'occasion, dit-elle, d'une chute de voiture, elle fut prise d'une crise diarrhéique intense, inopinée, avec coliques ; c'était une diarrhée séreuse, liquide, qui persista plusieurs jours, sans interruption. Une légère teinte subictérique accompagna cette attaque d'entérite. Au bout de quelques jours de calme, un nouveau flux diarrhéique survint; les douleurs semblèrent se localiser à gauche, dans la fosse iliaque de ce côté et la région ombilicale. En même temps, l'état général devenait moins bon; la malade maigrissait, perdait l'appétit, tout en restant apyrétique. Le diagnostic porté par le médecin consulté à cette époque fut : entérite probablement tuberculeuse.

Au bout de quelques semaines, l'état général s'améliora, la malade reprit un peu, tout en conservant de légères douleurs abdominales et des alternatives de diarrhée et de constipation.

En janvier dernier, les mêmes accidents aigus qu'il y a huit ans réapparurent; même diarrhée séreuse durant huit à dix jours, puis cessant pour reprendre; même sensation de pesanteur abdominale, accompagnée de coliques, au moment de la crise diarrhéique. Sur ces entrefaites, quelques symptômes physiques apparaissaient; c'était un ballonnement du ventre sus-ombilical surtout, un empâtement diffus dans la région iliaque gauche. La malade maigrissait, se cachectisait, présentait un léger œdème des membres inférieurs.

Elle entra alors à l'hôpital. Les mêmes accidents se renouvelèrent deux ou trois fois sous nos yeux; nous pûmes constater ces débâcles, ces crises diarrhéiques avec douleurs; l'anorexie était à peu près complète, et les digestions s'accompagnaient souvent de vomissements alimentaires. Du côté des autres appareils, à peu près aucun symptôme; seuls, quelques accidents génitaux complétaient la scène; un peu de leucorrhée avant et après les règles, qui étaient douloureuses, quoique à peu près régulières.

A l'inspection du ventre, on notait un ballonnement intermittent; la percussion accusait du tympanisme, surtout supérieur dans la région épigastrique et les flancs; pas d'ascite, mais une zone de matité à contours mal limités, des dimensions d'une paume de main, siégeant dans la région ombilicale, à son union avec le flanc gauche et la région iliaque. En ce point, la palpation dénotait une tumeur abdominale assez superficielle, irrégulière, du volume d'une tête de fœtus à terme, à surface inégale, bosselée, de consistance mollasse, légèrement douloureuse à l'exploration, se continuant en haut, dans la région mésentérique, par une zone de résistance particulière. Le toucher vaginal, joint à la palpation, montrait un utérus abaissé, fixé, par cette masse que l'extrémité du doigt arrivait à sentir, dans le cul-de-sac latéral gauche. Tous ces symptômes firent penser, selon toute vraisemblance, à un pyosalpinx élevé et adhérant à l'intestin. Le diagnostic de néoplasme abdominal fut éliminé, en raison des troubles génitaux et des lésions non douteuses du côté du petit bassin.

A la laparatomie pratiquée le 3 juin, on tomba sur une masse intestinale formant paquet et recouverte par l'épiploon. Celui-ci ayant été récliné après libération de quelques adhérences, l'intestin grêle se présenta au point précité avec les caractères suivants : les anses grêles étaient à ce niveau soudées les unes aux autres par des exsudats blanc-jaunâtre, mollasses, épais ; la surface des anses offrait une couleur analogue, légèrement séreuse ; en outre, celles-ci étaient bosselées et augmentées de volume ; leur consistance était en raison inverse de l'épaisseur de leur paroi, qui atteignait par places un centimètre.

Le diagnostic de tumeur de l'intestin s'imposait ; on se mit en devoir de délimiter le siège du néoplasme, afin de procéder, suivant celui-ci, soit à l'anus contre nature, soit à la résection intestinale. On s'aperçut alors que la tumeur siégeait très haut sur l'intestin grêle, à un mètre environ de l'angle duodéno-jéjunal. La résection seule était possible, à moins de refermer purement l'abdomen. La première anse qu'on essaya de libérer des adhérences se rompit sous une faible traction, tant était friable la paroi intestinale ; de la bile sortit par la perforation, confirmant ainsi le siège élevé de la lésion. Après des difficultés énormes au milieu d'un intestin adhérent et ramolli, on finit par isoler toute la portion du grêle atteint ; celle-ci avait 20 centimètres de longueur. Le mésentère fut sectionné avec hémostase extemporanée le long de l'intestin dégénéré ; il montrait d'énormes ganglions blanc-jaunâtre, du volume d'un œuf de pigeon à un petit œuf de poule, dans un point correspondant à la lésion.

L'anse intestinale ayant été réséquée, un bouton de Murphy fut placé sur les deux extrémités de celle-ci et le ventre fut refermé, après drainage de l'abdomen. Malgré les soins employés en pareil état de shock (injection sous-cutanée d'éther et de caféine et intraveineuse de sérum artificiel), l'opérée mourut, le lendemain matin, de l'intervention.

Examen histologique. — Au microscope, la tumeur est du sarcome, dont le point de départ se retrouve nettement dans le tissu lymphoïde de la muqueuse. Le tissu néoplasique est formé de cellules pour la plupart arrondies, tassées fortement les unes contre les autres, sans trame conjonctive intermédiaire. La protoplasma, à la périphérie des cellules, ne présente aucun prolongement qui puisse rappeler de près ou de loin des fibrilles conjonctives, ou un réticulum quelconque ; les contours en sont nets et bien limités. Ces éléments arrondis sont analogues, en un mot, à ceux du sarcome globo-cellulaire.

Malgré l'extrême attention que nous avons apportée à l'étude des coupes histologiques, malgré le traitement de celles-ci au pinceau, nous n'avons pu déceler, dans la tumeur, l'existence d'un réticulum quel qu'il soit. Nous avons bien vu, çà et là, quelques cellules fusiformes pourvues de prolongements à leurs extrémités, disparaissant entre les cellules rondes avoisinantes, mais jamais formant un réseau comparable, de près ou de loin, à celui qu'on observe dans la lymphadénie intestinale.

Outre l'observation que M. le professeur Braut a bien voulu nous communiquer, il nous a aussi montré des coupes faites par M. le docteur Rouger, attaché au laboratoire de bactériologie du Dey, et provenant d'une tumeur de l'intestin grêle, trouvée à l'autopsie d'un tirailleur indigène, âgé de 25 ans.

L'examen de nombreuses coupes avait démontré, sans qu'aucun doute ne pût subsister à ce sujet, qu'il s'agissait de sarcome globo-cellulaire absolument pur. Pas plus que dans les observations de MM. Braut et Mermet, il n'y avait de généralisation viscérale.

M. le docteur Rouger n'a pu, à son grand regret, retrouver cette intéressante observation, mais il nous a confirmé qu'il s'agissait bien d'un sarcome globo-cellulaire.

CONCLUSIONS

Le sarcome primitif de l'intestin grêle est une affection assez rare. C'est, de plus, une maladie assez fruste, parce qu'elle ne détermine ni occlusion ni hémorragie intestinale. Aucun symptôme ne lui est pathognomonique et ne lui appartient en propre.

La variété histologique la plus fréquemment trouvée, c'est le sarcome globo-cellulaire ; le type fuso-cellulaire est exceptionnel. Il n'y a jamais de réduction du calibre intestinal ; bien plus, au contraire, on constate une augmentation de ce calibre, et cette dilatation organique peut atteindre des dimensions considérables. Ce fait seul suffirait, avant tout examen microscopique, à distinguer le sarcome du cancer intestinal.

Le sarcome peut amener la mort avant toute généralisation, les lésions restant limitées à l'intestin grêle ; mais, le plus souvent, on constate des métastases viscérales et de la polyadénopathie ganglionnaire.

La durée de la maladie varie entre 10 et 20 mois. La mort est la terminaison fatale.

Le diagnostic présente les plus grandes difficultés. Qu'il nous suffise de dire que, presque jamais, il n'a été fait et que le sarcome intestinal a été confondu successivement avec les autres tumeurs malignes.

Un diagnostic si difficile ne peut conduire qu'à une mauvaise thérapeutique. La plupart du temps, on opère trop tard. Il ne faudra pas craindre, en tous cas, de pratiquer la laparatomie exploratrice pour mieux juger de l'état des choses, et si la tumeur est encore opérable, ne pas hésiter devant une ou plusieurs entérectomies.

En attendant que nous ayons un traitement général du sarcome, ce que la nature infectieuse de cette affection, si toutefois elle est démontrée, peut nous faire espérer, l'on a encore quelques chances en agissant vite de sauver le malade, car les ganglions mésentériques se prennent assez tard et la généralisation aux autres viscères ne paraît pas aussi fréquente que dans la sarcomatose cutanée.

INDEX BIBLIOGRAPHIQUE

A notre grand regret, nous n'avons pu nous procurer les observations étrangères recueillies sur le sarcome primitif de l'intestin grêle. Aussi, sommes-nous réduits à en donner la simple nomenclature :

VALLEMBERG. — Invagination in Folge eines Sarcoms in Ileum (Berlin 1864).

WALDENSTRÖM. — Fallof Sarcom i Tarmen, sont omögliggjorde reposition aff ett inguinalbrack. Upsala läkaref, 1870.

MOXON. — Cancer (lymphosarcoma), of the omall intestine (London 1872).

WYETH. — Sarcoma of the ileum, 1880.

MAFUCCI. — Contribuzione all'anatomica pathologica del sarcoma dell' intestino (Naples 1879).

MOLSON. — Case of sarcoma of the ileum (Canada 1881).

PICK. — Primäres sarcom des Dümdarms (Prague 1884).

BESSEL-HAGEN. — Ein ulceroses sarcom des jejunun bei ein em kinde (Berlin 1885).

HUGO BECK. — Sarcoma lymphadenoïdes ilei primarium (Prague 1884).

NICOLAYSEN. — Myosarcoma intestini tenùco. Extirpation ved lam rextion.

HAAS. — Ueber einen seltenen Fall von lymphosarcoma jejuni (Vienne 1886).

KRAUSS. — Ueber casuiotik der primaren Darmtumoren (Prague 1886).

BALTZER. — Meber primœre Dunudarmsarkome. Centralbt. f. chir. 1892.

Fleming et Steven. — Specimen of sarcoma of the omall' intestine, 1891.

Genersich. — Sarcoma rotundocellulare ilei primarium, 1893.

Williams. — A case of sarcoma of the ilium following a railway injury (Chicago 1894).

Smoler. — Le sarcome primitif de l'intestin grêle. Recueil de 13 cas. (Prager med. Woch. 31 mars et 7 avril 1898).

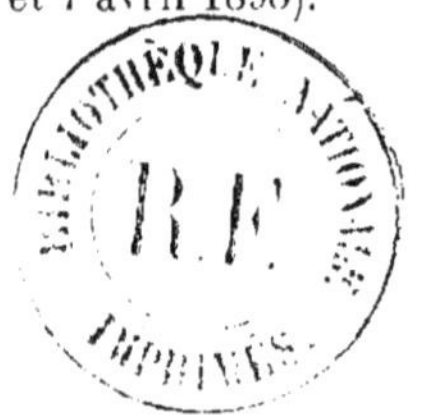

www.ingramcontent.com/pod-product-compliance
Lightning Source LLC
LaVergne TN
LVHW050432160826
845677LV00002BA/679

* 9 7 8 2 3 2 9 6 8 0 6 4 4 *